DE LA LIGATURE

PRÉVENTIVE ET ATROPHIANTE

DES

ARTÈRES DE LA LANGUE

PAR

Albert MAUVOISIN,

Docteur en médecine de la Faculté de Paris,
Ancien externe des hôpitaux.

PARIS

A. PARENT, IMPRIMEUR DE LA FACULTÉ DE MÉDECINE
31, rue Monsieur-le-Prince, 31

1873

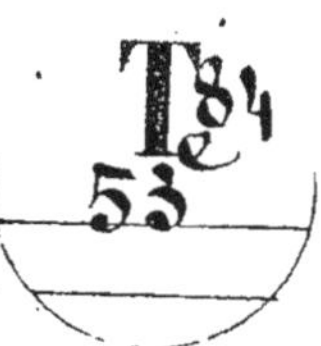

DE LA LIGATURE

PRÉVENTIVE ET ATROPHIANTE

DES

ARTÈRES DE LA LANGUE

PAR

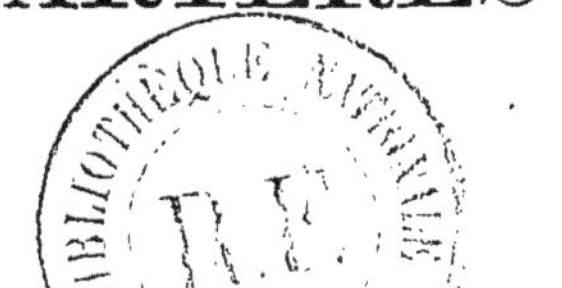

Albert MAUVOISIN,

Docteur eu médecine de la Faculté de Paris,
Ancien externe des hôpitaux de Paris.

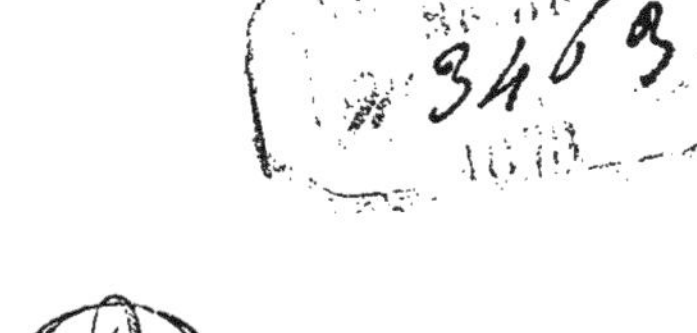

PARIS

A. PARENT, IMPRIMEUR DE LA FACULTÉ DE MÉDECINE
31, rue Monsieur-le-Prince, 31

—

1873

DE LA LIGATURE

PRÉVENTIVE ET ATROPHIANTE

DES

ARTÈRES DE LA LANGUE

PRÉLIMINAIRES. — DIVISION DU SUJET.

Le cancer et les autres tumeurs malignes de la langue sont au nombre de ces affections pour lesquelles les chirurgiens ont souvent pratiqué des ligatures artérielles.

Tantôt, en effet, les artères ont été recherchées par une opération préventive ayant pour but de supprimer l'abord du sang, dans l'extirpation partielle ou totale de l'organe ; tantôt, les graves hémorrhagies occasionnées par l'ulcération des tumeurs n'ont offert d'autre alternative que de laisser succomber le malade, ou de jeter une ligature sur les troncs artériels dont les branches ulcérées donnent lieu à l'écoulement sanguin.

Enfin, depuis la fameuse observation de Harvey, plusieurs praticiens, désespérés de voir leur rôle se borner à celui de simples spectateurs, ont tenté d'amener l'atrophie des tumeurs de la langue au moyen de la ligature des vaisseaux qui lui apportent ses éléments de nutrition.

Les ligatures qui ont été pratiquées dans ce but offrent un intérêt d'autant plus considérable que d'après les observations qui ont été publiées, elles auraient été, dans certains cas, couronnées des succès les plus inespérés.

Notre but est donc de rechercher dans une première partie, si la ligature préalable des vaisseaux de la langue répond à un besoin urgent; si l'hémostase, dans cet organe, présente des difficultés telles qu'elle justifie entièrement une opération préventive. Nous examinerons de plus quels sont les dangers que peut faire courir cette ligature par elle-même, et dans quelles proportions elle aggrave ceux de l'opération principale. Cette étude nous permettra de porter un jugement sur l'utilité encore très-controversée des ligatures préventives.

Nous étudierons dans la seconde partie, en nous appuyant sur divers cas rapportés dans les recueils scientifiques et sur deux observations qui nous ont été communiquées par M. Marchand, ancien interne des hôpitaux, ce que l'on peut attendre de l'oblitération des artères de la langue, lorsqu'elle est pratiquée dans le but d'amener l'atrophie d'une production pathologique.

Nous avions presque achevé ce travail, quand au concours d'agrégation de chirurgie un des concurrents, M. le Dr Anger, fut appelé à traiter la question du cancer de la langue. Nous avons été très-heureux de voir ce chirurgien arriver à peu près aux mêmes conclusions que nous. Mais comme la partie qui devait faire l'objet de notre dissertation inaugurale ne pouvait être traitée dans une œuvre générale, avec les détails qu'elle comporte, nous n'en avons pas moins persisté dans le choix de notre sujet.

A défaut d'autre mérite, ce travail aura du moins celui de mettre sous les yeux du lecteur les principaux éléments qui permettent d'arriver à la solution de la question.

Nous allons donc traiter successivement :

1° Des ligatures préventives ou simplement hémostatiques ;

2° Des ligatures exécutées dans le but de modifier et d'arrêter dans leur marche les tumeurs de la langue.

CHAPITRE PREMIER.

Nous comprenons sous ce titre, les ligatures pratiquées par les divers auteurs dans le but de se rendre maîtres du cours du sang préalablement à l'emploi de l'instrument tranchant, dans l'extirpation d'une partie ou de la totalité de la langue.

Les chirurgiens se sont généralement montrés préoccupés des conséquences immédiates que pouvaient entraîner les plaies de la langue par instrument tranchant. La grande vascularité de cet organe et aussi les diverses causes qui nuisent à l'efficacité des procédés hémostatiques ordinaires, les difficultés que rencontre dans cette région l'application de ces moyens, justifient ces appréhensions, et en même temps les diverses tentatives faites pour parer aux accidents hémorrhagiques. Bien que les difficultés de l'hémostase soient surtout considérables lorsque c'est sur les parties profondes qu'ont agi les instruments, on a pratiqué cependant la ligature préventive des linguales dans des cas ou il ne s'agissait que de retrancher les parties antérieures de la langue.

Les craintes si vives de certains chirurgiens sont-elles réellement fondées, et les faits peuvent-ils donner raison à ceux qui conseillent la ligature préalable des linguales comme une opération peu importante et n'ajoutant

pour ainsi dire aucune gravité à l'opération principale ?

Si nous examinons tout d'abord les opinions des
anciens chirurgiens, nous voyous que relativement aux
opérations qui se pratiquent sur la partie libre de la
langue, la plupart d'entre eux se sont peu préoccupés de
leurs suites immédiates et qu'aucun n'a songé à ajouter
à l'opération principale une opération hémostasique
préventive.

Boyer rapporte un cas d'excision en coin de la pointe
de la langue, où le simple affrontement avec suture
suffit pour arrêter tout écoulement sanguin. Il mentionne un autre fait qu'il emprunte au 71e volume du
Journal de médecine : la tumeur fut emportée par le bistouri deux lignes au delà de la partie malade, et le
chirurgien eut soin de donner une forme un peu allon-
gée à ce qui restait de la langue. L'hémorrhagie fut
arrêtée par le cautère actuel. Nous pourrions citer ainsi
un grand nombre d'observations où l'excision en coin
d'une partie souvent considérable de la pointe de la
langue ne fut suivie d'aucun accident.

Dans ces cas l'écoulement de sang fut toujours combattu facilement, et si parfois il survint une hémorrhagie de quelque gravité, ce ne fut que secondairement,
et à une époque plus ou moins éloignée de l'opération.
C'est ainsi que M. Lannelongue pratiqua la ligature de
l'artère linguale sur un malade atteint d'hémorrhagie
trois jours après avoir subi l'extirpation de l'extrémité
antérieure de la langue, dans le service de M. le professeur Gosselin.

Nous avons pris connaissance du mémoire justement
estimé d'Otto Just, et dans les soixante-deux opérations

pratiquées sur la langue qu'il mentionne, sept fois seulement la ligature prophylactique a été mise en usage.

Ce furent Flaubert et Mirault qui les premiers eurent recours à la ligature de l'artère linguale comme opération préliminaire à l'extirpation de la langue dans un cas, et à la ligature en masse dans l'autre. Voici l'observation de Flaubert rapportée dans la thèse de Voranger, (1836).

OBSERVATION I.

Jacques Michel, cordonnier, âgé de 58 ans, commença, il y a environ dix-huit mois, à éprouver de légères douleurs à la langue; en lui extirpant une dent, le chirurgien remarqua sur le bord gauche de la langue une petite dureté qu'il attribua aux inégalités de la dent qu'il venait d'arracher. Pendant plus d'un an, la petite tumeur resta sans s'ulcérer, donnant fort peu de douleur: puis augmentant de volume, elle suppura, produisant des douleurs lancinantes légères.

Divers médicaments furent inutilement employés. Entré à l'hôtel-Dieu de Rouen aujourd'hui 6 décembre 1835, la maladie se présente sous la forme d'une tumeur ovalaire, d'un pouce et demi d'avant en arrière, dépassant le niveau des faces et du bord de la langue d'environ trois lignes, et s'étendant vers le milieu de l'organe jusqu'à la ligne médiane. La surface de cette tumeur est envahie par un ulcère d'un aspect rose pâle, granulé, à bords lisses, obliques et réguliers, si ce n'est à l'endroit correspondant au milieu de la langue, où la circonférence en est inégale, irrégulière et comme soulevée; la consistance de la maladie est celle du tissu squirrheux; la glande sublinguale correspondante est saine et paraît à peine refoulée en bas; pas de ganglions lymphathiques engorgés.

Le 8, pour l'opération : 1° Ligature de l'artère linguale : le malade assis, la tête est inclinée du côté opposé et maintenue par un aide ; un deuxième aide placé à droite est chargé, au besoin, de pousser l'hyoïde à gauche; incision oblique partant du point de réunion de la petite corne avec la grande corne de l'os hyoïde vers l'angle de la mâchoire; division de la peau et du peaucier; ligature de la jugulaire externe au-dessus et au-dessous de l'endroit où

l'on doit là couper ; division du fascia ; excision de la partie inférieure de la glande sous-maxillaire, qui primitivement est prise
pour un ganglion tuméfié, non reconnu avant l'opération ; ligature
du confluent des veines linguale et pharyngienne, et puis section
de ces veines ; section de l'anse de l'hypoglosse qui gênait pour aller
jusqu'à l'artère ; incision de l'hyoglosse à son attache à l'extrémité
de la grande corne de l'hyoïde ; enfin apparition de l'artère qui ici
venait de haut en bas ; une petite aiguille courbe chargée d'un fil
sert à la saisir ; une seule petite artère située dans la glande sous-
maxillaire a donné du sang et a été liée ; une bandelette adhésive
a rapproché l'angle supérieur de la plaie.

2o Extirpation du cancer : extirpation prompte et facile ; attrac-
tion de la langue au moyen de pinces garnies d'amadou ; incision
transversale au devant du pilier antérieur du voile du palais, puis
entre la langue et la glande sublinguale, et enfin d'arrière en avant
jusqu'au devant de la tumeur, qui se trouve ainsi détachée ; faible
écoulement de sang veineux en nappe ; une petite artériole située
en avant donne également en nappe ; on en pratique la ligature ;
prompte cessation de l'écoulement sanguin. En tout, pendant l'o-
pération et immédiatement après, il n'y a pas eu une cuillerée de
sang perdue.

10 décembre. La lèvre inférieure de le plaie du cou. est portée
en dedans ; les fils des ligatures qui appuient sur son milieu peuvent y avoir contribué, de même que la disposition habituelle de
la peau dans cette région ; changements des fils, que l'on porte vers
l'angle inférieur, en les dirigeant en haut.

Le 12. Suppuration de la plaie et gonflement dans son voisinage.

Le 26. Chute du fil de la ligature de l'artère linguale ; ceux des
deux veines et de la petite artère de la glande maxillaire étaient
tombés quelques jours auparavant. La langue est cicatrisée ; elle
offre une grande échancrure qui ne va pas jusqu'à la ligne médiane. L'extrémité postérieure de cette échancrure paraît plus éloignée du pilier que ne l'était le mal lui-même. La pointe de la langue existe avec sa forme habituelle, et ses deux côtés perçoivent
également les sensations ; elle se dirige fortement du côté opéré
quand on dit au malade de la sortir droite. Le malade sort le 15 janvier parfaitement guéri ; seulement la pointe de la langue ne peut
arriver jusqu'à la commissure des lèvres ni du côté droit ni du côté
gauche.

Le 7 mars. Le malade était toujours guéri et dans le même état
qu'à la sortie.

Mauvoisin.   2

Nous avons tenu à donner cette observation dans tous ses détails. Elle offre, en effet, un grand intérêt sous plusieurs rapports. Elle montre qu'après la ligature préalable l'opération est extrêmement facile, sans qu'il soit besoin de se créer une voie artificielle, comme celle que l'on obtient par les procédés de Regnoli, de Jæger ou de Sédillot. Cependant l'opération ne se fit pas complètement à sec, puisqu'une artériole divisée en avant fournit une assez grande quantité de sang pour qu'on crût devoir la lier. Nous verrons que les anastomoses des deux linguales dans l'épaisseur de la langue sont très-rares, très-petites, et que le plus souvent la ligature d'un de ces vaisseaux suffit pour suspendre le cours du sang dans la moitié de l'organe correspondante, et permettre sans écoulement sanguin notable d'en faire l'excision.

La ligature du vaisseau ne se détacha que le dix-huitième jour, et la cicatrisation de la plaie résultant de l'extirpation des parties malades se fit avec régularité et sans aucun accident. La guérison se maintenait deux mois après, époque à laquelle le malade fut perdu de vue.

Dans l'idée de l'auteur, non-seulement la ligature a le grand avantage de permettre l'extirpation d'une partie considérable d'un organe très-riche en vaisseaux, mais de plus, et M. Broca tient en une certaine considération cette vue théorique, il semble espérer que les modifications nutritives résultant de l'oblitération des vaisseaux pourraient avoir de l'influence sur la reproduction du mal.

Ce n'était point une simple vue de l'esprit qui le faisait agir ainsi. Voranger raconte, malheureusement d'une façon beaucoup trop laconique, qu'il avait vu chez

Flaubert, à l'Hôtel-Dieu de Rouen, un homme qui portait à la partie latérale supérieure gauche de la tête une tumeur plus volumineuse que le poing et qui avait déjà été opérée deux fois.

Flaubert lia l'artère carotide du même côté et la tumeur ne reparut plus. Il est regrettable qu'un semblable fait soit rapporté avec une telle concision, et que l'auteur n'ait pas cherché à préciser autrement que par le nom très-général de tumeur, la nature ou tout au moins les caractères extérieurs de ce mal qui avait récidivé trois fois.

Par contre, Roser rapporte, ainsi que nous le verrons tout à l'heure, deux faits où une prompte récidive suivit deux opérations pratiquées avec ligature préalable de l'artère linguale.

Mirault, deux ans avant Flaubert, avait eu l'idée de lier les linguales dans un cas où il voulait procéder, par la ligature, à l'ablation d'une tumeur ulcérée qui avait toutes les apparences des productions de la plus mauvaise nature.

Roux a pratiqué également la ligature préventive sur un malade dont il devait extirper la moitié de la langue. Voici la relation de ce fait que nous empruntons à la *Gazette médicale de* 1839.

OBSERVATION II.

Sourceau (J.-B.), âgé de 35 ans, n'avait pas d'antécédents cancéreux, mais fumait beaucoup et tenait sa pipe du côté gauche.

Au mois de janvier 1838, il commença à éprouver des picotements incommodes qui se transformèrent en de véritables douleurs lancinantes, s'irradiant vers l'oreille gauche.

Dans le courant du mois de mars de la même année, ce malade s'aperçut de l'existence d'une tumeur irrégulière qui prit un accroissement très-rapide.

Au moment où il se présenta à Roux, 24 mai 1838, tout le côté gauche de la langue, depuis l'os hyoïde jusqu'à six lignes de la pointe, était occupé par une tumeur dure, bosselée, irrégulière, ayant par points plus d'un pouce d'épaisseur. Le pilier antérieur du voile du palais et la muqueuse du plancher participaient à la maladie qui s'arrêtait exactement sur la ligne médiane. Sur le bord de la langue, dans le point correspondant aux dents molaires, existaient quelques ulcérations superficielles grisâtres, qui donnaient lieu à la sécrétion d'une certaine quantité de sanie purulente fétide.

L'opération fut exécutée le 30 mai. Une incision d'un pouce, dont la moitié interne était parallèle à la grande corne de l'os hyoïde, fut pratiquée à une ligne de cet os. Le peaucier divisé, le chirurgien introduisit son doigt dans la plaie, et sentit les battements de l'artère. Il divisa sur une sonde cannelée les fibres de l'hyoglosse, et le vaisseau se trouva à découvert. La séparation de l'artère des parties voisines fut très-difficile ; elle fuyait au-devant de l'instrument, dont l'action causait de vives souffrances au malade.

Roux passa alors un tenaculum derrière l'artère qu'on voyait battre au fond de la plaie. Ainsi fixé, le vaisseau put facilement être isolé et compris dans une simple ligature. La veine faciale et le nerf grand hypoglosse furent évités, la gaîne de la glande sous-maxillaire ne fut pas ouverte ; aucune artériole assez importante pour exiger la ligature ne fut coupée ; la plaie fut pansée à plat.

On commença immédiatement après à pratiquer l'ablation de la tumeur. La langue fut détachée du plancher de la bouche et du pilier antérieur du voile du palais. Après quoi, Roux la saisit de la main droite et la transperça de bas en haut, à sa base, au moyen d'un bistouri étroit et concave tenu de la main gauche. Le bistouri divisa la langue en deux moitiés dans l'une desquelles se trouvait comprise toute la tumeur. La partie gauche de la langue, séparée du voile du palais et du plancher de la bouche, tenait encore à l'os hyoïde. On l'entraîna au dehors avec une pince de Museux, et ses dernières adhérences furent divisées au moyen de ciseaux courbes sur le plat.

L'extirpation de cette partie de la langue ne fut accompagnée d'aucun écoulement de sang, et le malade put immédiatement parler sans difficulté.

Il sortit le 9 juin complètement guéri ; la ligature de la linguale était tombée le 8 ; la petite plaie du cou n'était pas encore entièrement cicatrisée.

Dans ce cas, l'extirpation de la moitié de la langue, de la base à la pointe, put être pratiquée sans hémorrhagie. La cicatrisation se fit très-rapidement ; tout se passa avec la plus grande simplicité. Le malade fut encore perdu de vue, de sorte qu'il est impossible de savoir s'il y a eu récidive ou si la guérison a été définitive. Cette connaissance aurait présenté un véritable intérêt, car le mal avait suivi dans son développement une marche si rapide qu'on avait probablement affaire à une affection récidivante au premier chef.

Nous allons rapporter trois cas de ligature de la linguale, pratiqués par Roser, et qui comblent les lacunes des deux observations précédentes, puisque le chirurgien fut témoin d'une double récidive à courte échéance, après l'extirpation de la tumeur.

Les trois malades étaient des adultes de 30 à 40 ans. La ligature fut pratiquée pendant le sommeil anesthésique. L'opération s'effectua presque à sec, et cependant, chez un des malades, toute la moitié de la langue dut être enlevée jusqu'en arrière du pilier antérieur. Chez un autre, l'induration s'étendait jusqu'à l'épiglotte et l'ablation complète du mal ne put être achevée qu'après la section de la joue. Ces malades se ressentirent si peu de l'opération qu'ils avaient subie qu'ils se levaient dès le deuxième jour. La guérison fut extrêmement facile et prompte.

L'auteur fait remarquer que pendant la cicatrisation, la moitié respectée de la langue se recourba du côté opéré de façon à représenter un véritable fer à cheval. Dans un cas, la tonsille attirée fortement vers la perte de substance en comblait une partie. La parole des malades était un peu gênée, mais cependant facile à comprendre. Malheureusement, deux de ces malades qui étaient sortis de la clinique pleins de joie et de reconnaissance, y revinrent avant la fin de l'année avec une récidive. L'opération ne leur avait donné qu'un peu de répit ; mais au moins, ajoute l'auteur, avaient-ils pu jouir pendant quelques mois d'une bonne santé, débarrassés des tourments que leur causait une tumeur volumineuse, saignante et sécrétant une suppuration fétide.

De ces faits il résulterait que la méthode opératoire qui mettrait à l'abri d'une récidive serait encore à trouver et que dans tous les cas, on ne peut guère espérer de ce côté.

Il est à remarquer qu'aucun écoulement de sang n'accompagna l'opération. Pour compléter l'extirpation chez un des malades, la joue dut être fendue suivant la méthode de Jæger. Nous nous demandons si en pareil cas la ligature préalable était bien utile. Lorsque le chirurgien doit, par une opération préliminaire telle que cette section ou encore la division du maxillaire, se créer une large voie qui lui permette de manœuvrer à l'aise, la ligature préventive est-elle indispensable ?

Burns, dans un autre cas, pratiqua la ligature préventive, préalablement à l'extirpation par la galvanocaustie.

Thiersch eut recours à cette même ligature pour trois autres malades. L'un deux avait la moitié seulement de l'organe atteinte. Chez les deux autres, la totalité de la langue dut être sacrifiée. Deux de ces malades succombèrent à une pyohémie causée, dans un cas, par une suppuration diffuse du tissu cellulaire de la région où avait été pratiquée la ligature.

M. Sédillot aurait lié la linguale chez un malade dont il devait amputer la langue, après section préalable du maxillaire inférieur suivant son procédé. Nous ignorons les motifs qui dans ce fait particulier engagèrent cet éminent chirurgien à agir ainsi. Nous aurions désiré prendre connaissance des détails de cette observation, mais une fausse indication bibliographique ne nous a pas permis de la retrouver.

Malgré la gravité de cette triple opération, le malade guérit vraisemblablement, puisqu'il est dit que cette pratique fut suivie d'excellents résultats. (*Archives de médecine*, 1868.)

Il faut ajouter aux insuccès de Thiersch celui de Müller. Ce chirurgien entreprit la ligature des deux linguales sur un malade qu'il devait opérer d'un cancer épithélial. Il lia en même temps une veine volumineuse. Nous n'avons pas d'autres détails sur l'opération qui fut ensuite pratiquée, mais nous trouvons que le malade succomba le onzième jour avec une pleurésie et une gangrène du poumon droit. L'autopsie démontra une suppuration du tissu cellulaire qui s'étendait de la plaie de la ligature jusqu'à la partie moyenne du cou. Le poumon droit contenait dans son lobe moyen des îlots étendus d'hépatisation grise; de nombreux, mais peu volumineux foyers de gangrène dans le lobe inférieur; à gauche, il existait un œdème simple du poumon.

Examinons maintenant ce que l'on peut conclure de l'étude et de la comparaison des faits qui précèdent :

1° Quels sont les dangers véritables d'hémorrhagie qu'entraînent les opérations pratiquées sur la langue à l'aide des instruments tranchants?

Il nous semble très-utile, pratiquement, de diviser ces opérations en légères et graves. Par légères, nous entendons celles qui n'ont d'autre but que de retrancher une partie plus ou moins considérable de la portion libre de l'organe, sans empiéter sur la base de la langue, c'est-à-dire sur les parties profondes et continues avec le plancher de la bouche et la région sushyoïdienne. Nous rangeons, au contraire, parmi les opérations graves celles dans lesquelles on n'a pas craint d'emporter la totalité de la langue ou tout au moins d'intéresser fortement sa base.

Pour les opérations de la première catégorie, les chirurgiens, à part un petit nombre, se montrent fort peu préoccupés des accidents qui peuvent les suivre. Ainsi que nous l'avons déjà dit, Boyer, qui a du reste regardé comme au-dessus des ressources de l'art l'extirpation des tumeurs qui se prolongent au delà des parties libres de la langue, ne parle pas des dangers que pourrait faire courir l'opération qu'il a lui-même pratiquée dans une circonstance (excision en Λ).

Otto Just rapporte 55 extirpations de parties plus ou moins étendues et parfois même de la totalité de la langue sans ligature préalable. Voici comment fut obtenue l'hémostase dans ces 55 cas : la ligature dans la plaie suffit 29 fois ; la ligature en masse 2 fois ; 7 fois les auteurs eurent recours au fer rouge ; 6 fois les réfrigérants furent appliqués localement (glace et eau froide). La suture, après excision cunéiforme, comme la conseille Boyer, fut mise en usage 7 fois et suffit à arrêter tout écoulement sanguin. On eut recours dans 3 cas à l'action des styptiques (alcool, alun, eau de Rabel). Enfin, une fois, l'hémorrhagie cessa spontanément.

Toutes ces opérations, bien entendu, avaient été pratiquées avec l'instrument tranchant. Il est vrai de dire qu'un grand nombre n'ont intéressé que les portions antérieures de la langue; cependant des pertes de substance considérables furent parfois infligées à l'organe.

Dans un cas de Jæger, toute la moitié gauche de la langue jusqu'à la base, la tonsille du côté correspondant et une partie du plancher de la bouche, avaient subi la dégénérescence cancéreuse. L'auteur incisa la joue du patient pour pouvoir atteindre facilement et complètement le mal. Il enleva avec des ciseaux de Cooper la portion malade de la langue, la tonsille et le plancher dégénérés. Il pratiqua la ligature de la linguale dans la plaie et tordit les petits rameaux artériels. Un écoulement de sang en nappe fut combattu par des gargarismes d'eau froide vinaigrée. Malgré ce délabrement considérable, le malade guérit en neuf jours de la plaie de la bouche et de la solution de continuité qui avait dû être pratiquée à la joue.

M. Maisonneuve, de son côté, pratiqua, au moyen de l'opération préalable de Sédillot, l'excision des deux tiers antérieurs de la langue. Il lia les deux ranines et les deux sublinguales. La réunion des os et des parties molles se fit en un mois. Ce chirurgien extirpa une autre fois 8 centimètres de la langue environ, d'après la même méthode, et put, dans la plaie, faire la ligature des deux ranines et des deux sublinguales comme dans le cas précédent. La réunion des os et des parties molles se fit aussi en un mois.

Giomattei enleva, chez une femme de 35 ans, la moitié gauche de la langue, d'après la méthode de Regnoli. La ligature de la linguale fut pratiquée en masse et la malade guérit en 14 jours.

Symes extirpa deux fois la totalité de la langue, après section préalable du maxillaire, il put facilement atteindre et lier les vaisseaux; et si les malades succombèrent, cela tint à de tout autres causes que l'hémorrhagie.

Fiddes opéra de la même façon, avant de connaître les faits de Symes, une femme de 35 ans. La plaie extérieure guérit par première intention ; la consolidation du maxillaire se fit en deux mois.

Tous ces faits démontrent que, lors même que la chirurgie n'aurait d'autre ressource que l'instrument tranchant, il serait néanmoins possible de se rendre maître de l'écoulement de sang dans de semblables cas ; à la condition toutefois de s'ouvrir une large voie artificielle, lorsque les parties profondes doivent être intéressées. Les excisions partielles peuvent être entreprises hardiment de cette façon pourvu que le chirurgien soit prévenu des difficultés que peut entraîner l'emploi des différents moyens hémostatiques.

Bien que le plus souvent elle puisse se faire, la ligature des artères de la langue, dans la plaie, constitue une véritable difficulté. Les vaisseaux de cette partie jouissent d'une rétractilité considérable ; de plus, ils sont entourés de tissus résistants qui ne permettent de les isoler que difficilement. Nous avons vu lorsqu'il est impossible de lier les vaisseaux, que le fer rouge, les substances styptiques, les réfrigérants sont les moyens auxquels il faudrait avoir recours. Ajoutons que ces difficultés cessent en grande partie, quand on vient à agir sur la base de la langue et que l'on se crée une large voie par les opérations préliminaires qu'ont employées les auteurs que nous avons cités (procédés de Jæger, de Regnoli, de Sédillot). Une fois cependant M. Sédillot, devant extirper la totalité de la langue, crut devoir lier au préalable les deux artères linguales. Le succès justifia sa pratique.

Il arrive parfois que des hémorrhagies graves se manifestent quelque temps après une excision de l'organe pendant laquelle les moyens hémostatiques ordinaires avaient d'abord suffi. M. Lannelongue crut devoir lier secondairement la linguale dans le cas suivant que nous empruntons à la thèse de Raymond.

Observation III. — Epithélioma du côté droit de la langue profondément ulcéré, porté par une base indurée occupant à peu près les deux tiers moyens du bord de la langue.

Le 3 mars. M. Gosselin passe avec une aiguille un fil à travers la langue pour l'attirer en avant ; puis saisissant avec une pince de Museux la partie malade, il l'excise avec des ciseaux courbes jusqu'à une profondeur d'un centimètre et demi. Le sang s'écoule avec abondance et remplit la bouche ; il y a même un jet considérable. M. Gosselin procède alors à l'hémostase de la façon suivante : la lèvre supérieure et la lèvre inférieure étant protégées par des compresses mouillées, la face interne de la joue par une atelle en bois, et la bouche maintenue ouverte par un bâillon glissé entre les dents, M. Gosselin éteint successivement plusieurs cautères dans la plaie.

Cette partie du manuel opératoire est très-difficile et très-douloureuse. Le sang éteint en partie les fers avant qu'ils aient porté leur action sur la plaie. Neuf ou dix applications de fer rouge sont faites, l'hémorrhagie est arrêtée ; mais dans la journée le gonflement de la langue devient très-considérable, les lèvres, les joues sont fort douloureuses, et le siége de brûlures au premier et au second dégré. Trois jours après, hémorrhagie artérielle à neuf eures du soir, application de perchlorure de fer sur la plaie ; l'hémorrhagie s'arrête, mais reparaît à minuit. Le malade a perdu beaucoup de sang. Impossible de lier les bouts artériels, le tissu de la langue se déchire. M. Lannelongue étant appelé, pratique la ligature de la linguale ; l'hémorrhagie s'arrête immédiatement.

Le 8. L'hémorrhagie n'a pas reparu ; le gonflement de la langue a beaucoup diminué.

16 avril. Le malade, qui est revenu voir M. Gosselin, est complètement guéri ; la plaie de la ligature est également cicatrisée et peu apparente.

Constatons dans cette observation, en même temps que l'efficacité de la ligature, l'insuffisance de l'action du fer rouge que nous n'avons pas trouvée dans les relations diverses que nous avons consultées. Vraisemblablement cette insuffisance a tenu aux difficultés de son application.

Il résulte de l'étude à laquelle nous venons de nous livrer que sans vouloir se dissimuler les dangers d'hémorrhagie qu'occasionnent les plaies de la langue, ils ont été cependant un peu exagérés. La lecture des faits que nous rapportons tend certainement à rassurer le chirurgien qui se propose de pratiquer de semblables opérations. Quelque utile que soit la ligature préalable, l'expérience démontre suffisamment qu'on peut dans de nombreuses occasions se dispenser d'y avoir recours, sans pour cela faire courir aux opérés des dangers considérables.

Nous omettons à dessein de mentionner les divers procédés dont quelques-uns sont de véritables conquêtes de la chirurgie moderne, tels que l'écrasement linéaire, la galvano-caustie, et qui, lorsqu'ils sont applicables, mettent presque sûrement à l'abri de l'hémorrhagie. Nous disons presque sûrement, car l'application même très-méthodique de l'écraseur n'a pas toujours prévenu cet accident.

Sur 45 cas connus d'extirpation de la langue par l'écraseur, il y a eu 5 hémorrhagies primitives dont 4 légères et 1 seule grave et 3 secondaires (Foucher).

Nous n'avons d'autre but que d'apprécier la gravité des opérations qui se pratiquent au moyen de l'instrument tranchant, soit que ce moyen soit commandé par l'état des parties, soit que pour tout autre motif le chirurgien ait dû y recourir.

Il est à remarquer que dans un cas d'amputation par la galvano-caustie, Burns crut devoir pratiquer la ligature préventive. Nous n'avons pas pu nous procurer la relation complète de ce fait ; sans doute l'auteur a été conduit à cette pratique par quelques raisons qu'il serait indispensable de connaître pour pouvoir les apprécier.

2⁰ Nous allons rechercher maintenant quels sont les dangers que fait courir aux opérés la ligature de la linguale par elle-même.

Les appréciations des chirurgiens sont quelque peu différentes à ce sujet. Plusieurs, et M. Demarquay principalement, ne semblent tenir aucun compte de cette opération. Si l'on s'en rapportait, en effet, pour l'étude de cette ligature aux huit cas publiés par ce chirurgien, et qui tous furent couronnés de succès, les choses devraient se passer toujours simplement. Aucun accident n'est signalé par cet habile praticien ; ses malades accusent seulement pendant quelques jours un peu de dysphagie, due, suivant lui, à une inflammation légère de la muqueuse pharyngienne, au contact de laquelle se trouve appliquée la ligature. Lorsque l'opération est pratiquée par des mains très-habiles et très-expérimentées, et que l'artère est mise à découvert sans qu'aucun vaisseau un peu volumineux soit divisé, ni qu'aucun nerf soit lésé, il est certain que les résultats doivent être tout autres que dans les cas où des nerfs et des vaisseaux d'un certain volume viennent à être intéressés. En outre, les plaies de la région cervicale, même lorsqu'elles sont très-superficielles, ont une tendance à des complications qui peuvent devenir fâcheuses.

Dieffenbach dit avoir vu plusieurs fois des plaies, qui n'intéressaient que superficiellement la région du cou, se compliquer de l'inflammation diffuse et de la gangrène du tissu cellulaire sous-cutané. Des infiltrations purulentes profondes se seraient même créé une voie jusque dans le médiastin antérieur. Il est vrai que ces accidents n'auraient jamais apparu à cet observateur, que lorsque ces plaies étaient le résultat de tentatives de suicide, et jamais, au contraire, lorsqu'elles avaient été produites par une main étrangère.

Cette singulière assertion, si difficile à expliquer, ne peut, du reste, avoir la prétention d'une vérité bien démontrée, puisque nous voyons de semblables accidents survenir à la suite de plaies chirurgicales.

La statistique des ligatures de la linguale est loin d'être aussi favorable en Allemagne qu'en France. Sur les 20 cas que nous pouvons produire en joignant à ceux que nous avons déjà cités, quatre opérations de M. Demarquay, deux de Liston et de Moore, une autre de Déguise fils pratiquée sur un jeune enfant de deux ans pour une tumeur érectile qui avait causé plusieurs hémorrhagies, nous voyons que Thiersch perdit deux malades sur trois et Müller un. Les deux malades de

Thiersch succombèrent à la pyohémie, et chez l'un cette grave complication fut déterminée par la suppuration du tissu cellulaire de la région où avait été pratiquée la ligature. A l'autopsie du malade de Müller, outre une gangrène du poumon droit avec pleurésie, on trouva un phlegmon diffus qui s'étendait de la plaie de la ligature à la partie moyenne du cou. Il est vrai que Thiersch et Müller avaient lié les deux linguales, que Demarquay, dans trois cas, Liston et Moore dans un autre avaient agi de même.

En additionnant le chiffre de ces opérations dédoublées, nous atteindrions un total bien plus élevé qui en atténuerait d'autant la gravité propre. Enfin, il faut noter que chez les trois malades où elle se termina fatalement, la double ligature n'avait été effectuée que pour suspendre l'abord du sang dans des parties qui devaient être extirpées.

Nous voyons, en définitive, que la ligature par elle-même ne fait pas courir des dangers considérables, mais que cependant elle est susceptible de déterminer parfois des accidents assez graves. Il nous serait bien difficile de conclure de cet exposé, comme le font certains statisticiens, que la ligature des artères de la langue entraîne la mort dans les 16 0/0 des cas.

De trop grandes différences se montrent dans les relations diverses ; c'est ainsi que les trois cas de mort que nous rapportons appartiennent à des chirurgiens allemands, tandis que nous n'en trouvons pas un seul relaté dans la littérature médicale française.

3° Lorsque l'instrument tranchant ne doit porter que sur une moitié de la langue, la ligature d'une seule linguale, de celle qui correspond au côté malade, peut-elle suffire?

On pourrait penser d'une façon générale que les ramifications de deux vaisseaux aussi volumineux que les artères linguales par rapport à l'organe dans lequel ils se distribuent, devraient présenter de fréquentes et riches anastomoses. Des anatomistes distingués en signalent de nombreuses.

M. Sappey fait anastomoser les linguales d'abord, au niveau de l'os hyoïde, par le rameau sus-hyoïdien, puis, au niveau du frein, par la terminaison des artères sublinguales; enfin, d'après le même anatomiste, les artères ranines présenteraient de nombreuses branches de communication qui, vers la ligne médiane, s'anastomoseraient avec celles du côté opposé.

Cependant il est à remarquer que dans les cas assez nombreux où une seule artère fut liée (Roux, Flaubert, etc.), l'hémostase fut assez complète pour que l'opération ne déterminât qu'un écoulement très-faible de sang ou s'exécutât même complètement à sec, lorsque l'instrument ne dépassait pas les limites de la sphère de distribution du vaisseau lié. Dans le cas de Flaubert par exemple, il n'y eut qu'un écoulement peu abondant de sang veineux. A la partie antérieure, une petite artère donna en bavant, il est vrai, mais suffisamment pour nécessiter l'application d'une ligature. Dans le cas de Roux, l'extirpation n'occasionna aucun écoulement sanguin; il en fut de même à peu près dans les trois cas de Roser. MM. Lannelongue et Déguise arrêtèrent définitivement des hémorrhagies redoutables au moyen d'une seule opération.

Ces faits s'expliqueraient difficilement si l'on ne savait

que les anastomoses sont loin d'être aussi considérables
que le signalent la plupart des anatomistes. Hyrtl, à la
suite d'injections fines et répétées, ne put démontrer
que des anastomoses capillaires, et Führer, de son côté
(*Chir. anat.*, Berlin, 1857), ne put trouver non plus que
de très-faibles communications artérielles entre les deux
moitiés de la langue.

Il résulterait de là que, sauf quelques cas isolés,
comme celui de Burns, qui, après la ligature de l'artère
linguale d'un côté, dut cependant lier la ranine, l'inter-
ruption du cours du sang dans une des artères principales de la langue suffit pour arrêter une hémorrhagie
secondaire (Lannelongue, Déguise), ou même pour
opérer avec certitude d'une hémostase suffisante, si
l'on devait agir profondément sur l'une des moitiés de
l'organe.

4° Des considérations auxquelles nous venons de nous
livrer, nous nous croyons en droit de conclure que les
excisions partielles de la langue ne font pas courir
d'aussi grands dangers d'hémorrhagie que cela est pro-
fessé habituellement. Si le chirurgien trouve des indications spéciales qui lui fassent préférer l'usage de
l'instrument tranchant, il pourra, dans nombre de cir-
constances, l'employer sans crainte des complications
hémorrhagiques.

Nous voyons également que si la ligature immédiate
des artères présente des difficultés lorsqu'elle est pratiquée dans le tissu dense et résistant de la portion libre
de la langue, il n'en est plus de même lorsqu'on agit
sur les parties profondes de l'organe, et qu'on a dû,
pour pouvoir atteindre avec plus de facilité la totalité du
mal, se créer une voie artificielle par les procédés que

<table>
<tr><td>Mauvoisin.</td><td>3</td></tr>
</table>

nous avons déjà cités. En effet, dans tous les cas d'extirpation complète de la langue (Maisonneuve, Symes, Fiddes, etc.), à part celui de Sédillot, nous ne trouvons pas une seule fois mentionné que ces chirurgiens aient éprouvé quelque difficulté à pratiquer les ligatures nécessaires.

D'autre part, il faut avouer que la ligature de la linguale est une opération très-bénigne. Si, entre des mains peut-être moins habiles que celles des chirurgiens français, elle a parfois amené des accidents qui ont déterminé la mort, on peut dire que, d'une façon générale, les choses se passent régulièrement et heureusement. Ajoutons que la ligature de la carotide externe ne semble pas beaucoup plus meurtrière que celle de la linguale, malgré les conditions en apparence mauvaises que présente ce vaisseau.

Sur 24 opérations de ce genre qu'a relevées M. Guyon, une seule fut suivie de mort. Théoriquement, le volume du vaisseau, le nombre et l'importance de ses collatérales, et plus encore le peu de distance qui sépare la naissance de ses rameaux, devait inspirer une plus grande inquiétude. Mais, jusqu'à présent, à part un cas de M. le professeur Verneuil, où il survint une hémorrhagie secondaire, que cet auteur rapporte du reste à une affection générale due à une lésion hépatique avancée et non à la présence des collatérales, rien dans la pratique ne justifierait ces appréhensions, et ne pourrait détourner le chirurgien, si cette ligature lui semblait préférable à celle de la linguale.

5° Malgré cette innocuité relative, nous pensons cependant que la ligature préventive doit être réservée à des cas spéciaux. Lorsque, par exemple, il ne s'agira

que de réséquer une portion plus ou moins grande de
la partie libre de la langue, les moyens hémostatiques
ordinaires suffiront dans l'immense majorité des cas.

Comme l'a si bien dit M. le professeur Richet, dans
la discussion qui eut lieu à la Société de chirurgie, en
1863, à propos des ligatures artérielles préventives, un
chirurgien exercé et de sang-froid peut toujours se
rendre maître du cours du sang, au moyen des procédés que la pratique met à sa disposition. La compression
du tronc carotidien peut, même dans les cas qui nous
occupent, amener momentanément la cessation de l'hémorrhagie, et permettre soit d'appliquer une ligature
directe, soit de recourir à toute autre méthode.

Les raisons alléguées par les adversaires de l'éminent
professeur, comme l'avantage de n'être point gêné par
le sang et de manœuvrer plus à son aise, ne suffiraient
pas, selon nous, pour justifier une opération préventive.
Du reste, M. Richet démontra, au moyen de faits in-
contestables, que cet avantage n'était, dans la plupart
des cas, qu'une illusion, car « si, après la ligature
préalable, on est en garde contre *les surprises hémorrhagiques*, on n'est pas à l'abri de l'hémorrhagie. »

Enfin, nous avons vu que la ligature préventive n'empêche en aucune façon les récidives.

Elle est d'autant moins utile, lorsqu'une portion considérable où la totalité de l'organe doivent être extirpées, qu'on est presque toujours forcé, pour atteindre
les limites du mal, de se créer une voie artificielle, et
de recourir à l'un des procédés auxquels nous avons
déjà fait allusion.

L'hémostase préventive n'est avantageuse que dans
les cas où toute perte de sang un peu notable peut com-

promettre le succès définitif de l'opération. Mais si
l'instrument tranchant doit agir profondément, comme
dans les faits de Flaubert et de Roux, sans qu'on ait
cru pour cela devoir recourir à une opération préliminaire, la ligature de la linguale conserve une supério-
rité très-marquée, puisque grâce à elle on peut opérer
avec sécurité et éviter l'emploi de méthodes qui sans
nul doute offrent une gravité bien plus grande.

CHAPITRE II.

DES LIGATURES QUI ONT ÉTÉ PRATIQUÉES DANS LE BUT DE MODIFIER LES TUMEURS DE LA LANGUE.

Mirault, le premier, a publié un cas de ligature artérielle pratiquée par lui, qui avait fait subir des modifications très-heureuses à un cancer de la langue ou à
une tumeur ulcérée qu'il regardait comme cancéreuse.
Il est vrai que ces modifications furent de courte durée :
le mal reprit rapidement sa marche envahissante.
Mirault dut recourir à un autre procédé qui enraya la
production que la ligature artérielle avait fait rétrograder pendant quelque temps.

L'application de cette méthode au traitement des tumeurs en général est loin d'être nouvelle. D'après M. le
professeur Broca, c'est Harvey qui le premier fut conduit à cette idée par une déduction toute naturelle du
rôle qu'il faisait jouer aux artères dans la nutrition des
tissus. Il faut avouer que les diverses tentatives qui ont
été faites pour amener l'atrophie des tumeurs au moyen
de la ligature de leurs artères afférentes, n'ont pas
donné jusqu'ici de bien remarquables succès, quand

elles ont été dirigées contre des productions autres que
des tumeurs vasculaires. Cependant M. Broca rapporte
que différents chirurgiens sont arrivés à arrêter dans
leur évolution et même à faire rétrograder des éléphan-
tiasis des bourses, des sarcocèles tuberculeux, des myé-
loïdes du tibia, des adénomes de la parotide.

La facilité avec laquelle on atteint les vaisseaux de la
langue, la gravité, et, on peut dire, l'incurabilité abso-
lue des productions malignes qui l'envahissent si souvent, ont engagé plusieurs chirurgiens à tenter cette
dernière ressource. Elle trouvait d'ailleurs, comme
nous venons de le voir, sa justification dans des faits où
il est impossible de méconnaître l'influence bienfaisante
qu'a exercée une semblable opération.

Nous allons rapporter dans tous leurs détails les faits
que nous avons pu recueillir; nous déduirons d'abord
de leur étude l'utilité réelle que peut avoir la ligature
des vaisseaux de la langue; puis nous rechercherons
les principales indications qui autorisent et réclament
même l'emploi de ce moyen.

Le premier fait, en date, est celui de Mirault. Cette
observation est intéressante, non-seulement au point
de vue des enseignements qu'on en peut tirer, mais
encore à cause du résultat définitif qui fut tellement favorable qu'il est permis de se demander si dans ce cas
on avait bien affaire à une de ces productions malignes
dont tous les chirurgiens connaissent l'extrême gravité. La voici telle qu'elle est rapportée dans la *Gazette
médicale*, t. II.

R. C. de Gounard, âgée de 23 ans, d'une force moyenne, lym-
phatique, habitant la campagne, éprouvait une suppression des
règles depuis plusieurs mois, lorsqu'au commencement de jan-

vier 1833, elle vit se développer une petite tumeur à la partie moyenne et supérieure de la langue. Un officier de santé fit appliquer plusieurs fois des sangsues aux cuisses ; la menstruation se rétablit, mais la maladie de la langue n'en continua pas moins à faire des progrès. Au mois de mars, un docteur de la localité conseilla des gargarismes opiacés et des frictions mercurielles sous la mâchoire. Ce traitement continué pendant quinze jours amena un ptyalisme assez fort. Cependant l'état de la malade s'aggravant de plus en plus, le médecin, M. Buralleau, conduisit la malade à Angers pour conférer avec moi de son état qui était le suivant, le 25 avril.

Au centre de la langue existe une tumeur qui en occupe toute la largeur. Si à l'aide de deux doigts portés très-avant dans la bouche, on saisit cet organe en travers, on trouve dans son épaisseur une sorte de noyau dur de la grosseur d'une noix. L'induration s'étend à gauche, presque jusqu'au pilier antérieur du voile du palais. Du côté droit, elle en est séparée par un intervalle de six ligues. Plus rapprochée de la face supérieure que de l'inférieure, la tumeur soulève dans le premier sens la membrane muqueuse qui offre une ulcération ovalaire de six lignes de longueur, dont les bords sont coupés comme avec un emporte-pièce. La surface de l'ulcère est inégale et commence à végéter. Le tiers antérieur de la langue est parfaitement sain et aussi mince que dans l'état normal, tandis que le tiers moyen a doublé de volume. Les mouvements de l'organe sont très-gênés et des élancements s'y font sentir par intervalles. Les glandes sublinguales sont engorgées.

A ces signes M. Mirault reconnut un cancer. La vie chaste et pieuse de la jeune fille éloignait tout soupçon de principe vénérien. On pensa que l'extirpation de la plus grande partie de la langue deviendrait nécessaire : mais avant d'en venir à ce moyen extrême, MM. Mirault et Buralleau voulurent tenter l'effet d'applications répétées de sangsues sur la langue. La malade s'en retourna de suite dans son pays où deux applications de quatre sangsues furent faites au lieu indiqué ; mais l'horrible progrès du mal témoigna bientôt de l'insuffisance du remède.

14 mai. Elle revint à Angers dans la position la plus alarmante.

La langue augmentée de volume remplissait pour ainsi dire la bouche ; des végétations considérables d'un rouge livide et grisâtre s'élevaient de sa face dorsale sous la forme d'un champignon. Le fongus aplati de haut en bas et configuré supérieurement à la voûte palatine, offrait inférieurement un large pédicule implanté dans une ulcération à bords épais et indurés ; suppuration ichoreuse d'une odeur nauséeuse et insupportable ; pertes de sang plus ou moins fréquentes ; engorgement considérable des glandes sublinguales et dilatation des veines ; impossibilité d'avaler autre chose que des liquides ; difficulté extrême de se faire entendre. Du reste état général assez satisfaisant, ganglions lymphatiques du cou ayant leur volume normal ; pas de fièvre.

Le mal était grave sous le triple rapport de sa nature, de ses progrès rapides et de son siége, d'autant plus que pour le détruire, il fallait emporter les deux tiers de la langue. Or, dans aucun cas que je connaisse, on n'était allé aussi loin ; les procédés opératoires employés jusque-là étaient inapplicables ou insuffisants. Dans ces conjonctures, je dus m'abandonner à mes propres inspirations et bientôt le cercle de mes idées se restreignit à deux moyens de traitement : l'un consistait, dans un premier temps, à appliquer deux ligatures immédiatement au devant des piliers du voile du palais pour intercepter la circulation et diviser transversalement la langue ; dans un second temps, à extirper celle-ci en la détachant avec des ciseaux du plancher de la bouche. L'autre moyen était de faire la ligature des deux artères linguales entre la carotide externe et l'os hyoïde, et après s'être mis de cette matière à l'abri de l'hémorrhagie, de pratiquer l'ablation du cancer. J'avais constaté sur le cadavre la possibilité de lier la langue jusque dans sa partie la plus reculée. Mais quels seraient les effets immédiats d'une semblable opération? La sensibilité due à la présence de nerfs volumineux pouvait déterminer des accidents ; d'autre part, il était périlleux, pour arriver à l'extirpation, de pratiquer la ligature de deux artères situées profondément, dans ce cas, avoisinées de nerfs nombreux et importants et cachés pour ainsi dire sous un plexus veineux.

Je me décidai cependant pour ce dernier parti. Le 17 mai, une tentative fut faite pour lier l'artère linguale gauche qui ne put être trouvée.

Cet incident, dit le chirurgien d'Angers, me forçait de modifier mon plan et de revenir à l'idée de lier la langue, du moins du côté dont l'artère m'avait échappé : mais fallait-il aussi lier l'autre côté de l'organe et renoncer à la ligature de l'artère linguale droite ? Je ne le pensai pas et jugeai plus convenable de combiner les deux moyens, c'est-à-dire, la ligature de l'artère linguale d'un côté et celle de la langue du côté opposé.

Le lendemain 18 mai, la ligature fut ainsi pratiquée : incision, qui partant du milieu de la grande corne de l'os hyoïde, se dirigeait en arrière et en haut pour atteindre le bord antérieur du sterno-mastoïdien, passant environ à six lignes de l'angle de la mâchoire. La peau, la couche cellulo-graisseuse, le peaucier furent successivement intéressés. La veine jugulaire externe fut liée dans l'angle externe de la plaie. Incision de l'aponévrose superficielle qui recouvre la glande sous-maxillaire. Cette glande elle-même est détachée de ses adhérences celluleuses à l'aponévrose et renversée sur le corps de la mâchoire où un aide la maintint. Arrivé au fascia profond, il fut incisé de façon à ne pas léser les parties sous-jacentes, et à mettre à découvert les muscles digastrique et stylo-hyoïdien, les veines linguale et pharyngienne et la maxillaire interne. Chacune d'elles fut comprise entre deux ligatures et coupée en travers. Le nerf hypoglosse occupait la partie inférieure de la plaie. L'artère linguale fut cherchée, trouvée à quelques lignes au-dessous de lui et liée.

Voici ce que devint la tumeur consécutivement à cette ligature : les végétations cessèrent d'abord de faire des progrès ; puis, quinze jours environ après l'opération, on les vit s'atrophier, se ramollir, tomber en détritus. La malade se plaisait à en extraire avec ses doigts des fragments qui cédaient à une faible traction. Bientôt enfin, il ne resta plus vestige du fongus ; au contraire, la langue se creusa et offrit une ulcération anfractueuse à bords durs et squirrheux, profonde de huit lignes, et dans laquelle on introduisait facilement l'extrémité de l'indicateur.

Le 5 juin, une hémorrhagie se déclara par la surface ulcérée ; la malade, suivant les conseils qui lui avaient été donnés, appliqua sur l'ulcère un tampon d'agaric qui modéra l'hémorrhagie, mais qui ne l'empêcha pas de récidiver deux autres fois dans la journée et une quatrième fois à huit heures du soir. Alors M. Mirault se trouva près de la malade ; la seule ressource fut jugée être la ligature de la langue ; mais les difficultés de l'opération à la lumière artificielle la firent remettre au lendemain 6 juin.

Tout étant préparé, on fit sur la ligne médiane du cou une incision qui descendit du menton jusqu'a l'os hyoïde et pénétra dans l'intervalle des génio-hyoïdiens. A ce moment, on fit tirer fortement en dehors la langue saisie avec des pinces-érignes. A l'aide d'une grande aiguille courbe, M. Mirault traversa la langue à sa base sur la ligne médiane, fit sortir l'aiguille par la bouche, la replongea dans la bouche même, pour la faire ressortir par la plaie du cou. Ainsi, la moitié gauche de la langue se trouvait comprise à sa base dans une anse de fil, dont les deux chefs pendant par la plaie furent serrés au moyen d'un serre-nœud. Voici quels furent les effets de cette ligature.

Dans la journée, du sang s'échappa encore de l'ulcère : on resserra la ligature, après quoi le sang ne reparut plus. La langue se tuméfia médiocrement, il y eut de la bouffissure au visage, un peu de mal de tête de ce côté, de la fièvre qui dura neuf jours, et ce fut tout. Durant ces neuf jours, on ne resserra que deux fois la ligature; elle tomba le neuvième, et comme à mesure qu'elle divisait les parties on avait enjoint à la malade de porter le doigt de temps en temps dans la division pour éviter toute adhérence, il y eut là une division complète de la base de la moitié de la langue d'avec le reste de cet organe. La tumeur, par suite, diminua d'une manière notable; les bords épais et durs de l'ulcération s'atrophièrent; l'odeur disparut. Tout allait parfaitement bien. On était sûr alors que les artères linguales étaient toutes deux oblitérées; et que l'excision pouvait se faire sans danger d'hémorrhagie. Mais M. Mirault préféra tenter la ligature de la seconde moitié de la langue, comme il l'avait fait pour la première. L'aiguille fut donc passée et repassée par la plaie du cou qu'on avait entretenue. Il y eut en conséquence moins de douleur; cependant cette seconde ligature fut suivie d'un érysipèle de la face qui céda heureusement. La malade n'eut pas cette fois assez de persévérance pour passer le doigt dans la section faite par la ligature; en sorte que les parties divisées se trouvèrent réunies par première intention, au grand désespoir du chirurgien. Il semblait en effet que l'excision fût alors la seule ressource; cependant l'observation des phénomènes qui suivirent engagea à différer. Chose remarquable, la tumeur diminua de jour en jour; l'ulcère se cicatrisa; la langue reprit son volume et sa consistance; et vingt-sept jours après la dernière ligature, il ne restait plus dans son épaisseur qu'un petit noyau dur, de la grosseur d'une noisette. On renvoya la jeune fille à la campagne pour remettre sa santé; elle partit le 23 juillet. Le 9 septembre, elle revint à Angers et fut présentée à la Société de médecine de Maine-et-Loire; elle était parfaitement guérie et n'offrait plus aucun vestige de la tumeur. La parole était revenue assez libre, la déglutition facile; le goût, chose extraordinaire, s'est conservé intact des deux côtés de la langue malgré la section indubitable de tous les nerfs; et des expériences directes tentées devant la Société n'ont laissé aucun doute sur ce point.

On aperçoit à peine à droite les traces de la section de la langue ; ces traces sont plus visibles à gauche, et l'organe ne saurait se porter beaucoup de ce côté, sans doute à cause de la section complète du stylo-hyoïdien gauche.

Cette observation présente plusieurs points intéressants. D'abord, quant à la nature de l'affection dont nous venons de rapporter le traitement complexe, il est difficile, si l'on s'en tient aux détails mêmes du fait, de penser à autre chose qu'à une tumeur offrant une grande malignité et marchant avec une rapidité qui est souvent le caractère des productions pathologiques les plus récidivantes. Tumeur enchâssée dans le tissu de la langue, excessivement dure, s'ulcérant rapidement, produisant dans l'espace de deux mois une masse fongueuse tellement considérable qu'elle s'était modelée sur la voûte palatine et la remplissait ; engorgement des ganglions sous-maxillaires : voilà bien les caractères que présentent les néoplasmes de la plus dangereuse espèce. Mais l'âge de la malade, les limites exactes de la production morbide et surtout la guérison radicale qui suivit le traitement, sont autant de motifs pour n'accepter qu'avec réserve la nature cancéreuse ou même épithéliale de la tumeur. Cette objection fut faite à l'auteur, lors de la communication académique, par MM. Rochoux et Roux, qui du reste ne contestèrent pas la légitimité de ce qui avait été entrepris.

Nous n'avons pas affaire, dans ce cas, à une simple ligature de la linguale. Celle-ci fut appliquée d'un seul côté, et immédiatement des altérations bien évidentes se montrèrent dans la constitution de la masse fongueuse. Mirault eût-il obtenu les résultats définitifs qu'il mentionne si l'artère avait été liée des deux côtés, il

est permis d'en douter. Les échanges moléculaires, bien
que considérablement ralentis, ne sont pas en effet sus-
pendus complètement dans les cas de ligatures vasculaires. Mais il est certain que les perturbations occasionnées par la ligature en masse dans la nutrition de
la production morbide durent être beaucoup plus considérables que celles qui seraient résultées de l'oblitération des deux linguales seules.

Les conditions anatomiques de la circulation de la
langue sont telles que la ligature des principaux troncs
artériels n'empêche pas tout abord sanguin. Nous savons que des branches de la thyroïdienne supérieure et de
la faciale se distribuent à la langue. Si la ligature avait
été placée des deux côtés à la fois, il est très-probable
que le sphacèle de la langue s'en serait suivi. Ce n'est
qu'en raison de l'application successive des deux liens
que la vie put se maintenir suffisamment pour empêcher
la réalisation du but que se proposait l'auteur en prati-
quant ces opérations.

D'autre part, il ne faut pas oublier que la ligature pratiquée par le procédé de Mirault ne détruit aucunement
les connexions vasculaires de la langue avec le plancher
de la bouche. Nous trouvons des vaisseaux peu volumineux, il est vrai, qui, comme les ramifications qu'envoie
la faciale aux glandes sous-maxillaires, comme la sous-
mentale, etc., relient les systèmes de ces deux branches
de la carotide externe. Le fait de la reproduction presque
immédiate des vaisseaux dans la cicatrice, à mesure
que le lien constricteur divisait plus profondément les
tissus, est indéniable. Le travail de réparation qui sui-
vait pas à pas, pour ainsi dire, le travail de destruction
opéré par le lien, aurait-il pu s'accomplir, si l'organe

n'avait reçu des sources que nous venons d'indiquer des éléments suffisants pour y maintenir la vie ou subvenir aux frais de cette réparation?

Il faut observer, en outre, que la ligature appliquée sur le tissu même de la langue a pu jouer un rôle autre que ne l'eût fait une suspension équivalente de l'afflux sanguin par des ligatures vasculaires seules. Les anses comprenaient la totalité des nerfs de l'organe. Ceux-ci furent divisés en même temps que les autres tissus, et se régénérèrent plus tard, puisqu'il est dit que le goût se conserva intact des deux côtés. Nous ne sommes point en mesure de dire quel devrait être le résultat de la destruction des nerfs en même temps que celle des vaisseaux qui s'y rendent. Dans tous les cas, on sait que les altérations de nutrition les plus graves résultent de semblables lésions. Sans vouloir déterminer exactement ces altérations, nous devons cependant en tenir compte, lorsque nous les trouvons mentionnées dans une observation.

La communication de Mirault eut lieu le 30 juillet 1834, et il n'est pas fait mention de récidive. La guérison qui était complète le 9 septembre de l'année précédente, durait donc depuis dix mois. Néanmoins la malade n'a pas été observée assez longtemps pour savoir si le mal ne s'est pas reproduit.

Tous les auteurs qui ont écrit sur le cancer mentionnent des cas où un processus gangréneux envahissant les fongosités qui s'élevaient de productions encéphaloïdes, ou réputées telles, largement ulcérées, aurait amené une destruction suffisante des tissus morbides, pour qu'une cicatrice plus ou moins durable pût se constituer à la place des végétations détruites. Il est vrai que ces guérisons spontanées sont presque toujours temporaires et qu'une récidive souvent fort prompte vient détruire les illusions qu'on avait pu se faire.

Obs. V. — M. Broca vit à l'Hôtel-Dieu, dans le service de Roux, un malade à qui ce chirurgien avait lié les deux artères linguales pour arrêter les progrès d'un épithéliome ulcéré de la langue.

L'observation qui remonte à 1851 ne fut pas recueillie, mais l'auteur du *Traité des Tumeurs* se souvient parfaitement que l'affection suivit pendant quelques jours une marche rétrograde. Elle s'étendait à la base de la langue et paraissait ne pouvoir être opérée. Roux espérait qu'elle diminuerait assez pour devenir accessible à l'extirpation. Au moment où cet espoir semblait sur le point de se réaliser, le mal fit de nouveaux progrès et le malade mourut peu de temps après.

Obs. VI. — Charles Moore a pratiqué également la ligature des linguales pour amener l'atrophie d'un cancer limité de la langue ; mais ce chirurgien crut devoir, en même temps, faire la section du nerf lingual.

Cette opération fut suivie d'une amélioration dans les symptômes locaux et fonctionnels. Plus tard, il y eut recrudescence du mal.

Les trois observations suivantes ont été recueillies dans le Mémoire de M. Demarquay (*Archives génér. de méd.*, 1868).

Obs. VII. — La ligature a été pratiquée sur un homme de la campagne, le 1er avril 1865, en présence de mes collègues de l'hôpital et de M. Guersant Cet homme, âgé de 48 ans, portait une tumeur volumineuse occupant la base de la langue, et s'étendant vers les piliers du voile du palais ; le doigt la contournait avec peine ; elle était ulcérée et saignait au moindre contact ; la parole, la déglutition étaient très-difficiles et la respiration très-gênée : aussi le malade était-il privé de sommeil. Les ganglions cervicaux étaient pris. Il me sembla alors que la seule chose qui pût soulager ce malheureux était la ligature des deux linguales.

Mon avis ayant été partagé par mes savants collègues, je fis la ligature des deux linguales et tout le monde put constater, au bout de 24 heures, un affaissement notable de la tumeur. A partir de ce moment, le malade reprit des aliments ; la respiration redevint normale ; et, sous l'influence de cette amélioration, toute physique, dans l'état de la langue, les forces du malade revinrent et ce pauvre homme se crut guéri puisqu'il ne souffrait plus ; il a fini pourtant par succomber aux suites naturelles de son mal.

Obs. VIII. — Au mois de novembre de la même année, je faisais de nouveau la ligature des deux linguales sur une jeune femme de 38 ans. Elle avait, comme le précédent, une tumeur volumineuse occupant toute la base de la langue ; les ganglions du cou étaient pris ; les organes voisins, refoulés par la masse morbide, avaient éprouvé dans leur fonction des désordres plus ou moins notables ; les mouvements d'abaissement de la langue étaient douloureux, la mastication et la déglutition presque impossibles ; les paroles étaient péniblement articulées ; la respiration s'exécutait mal, et il y avait menace d'asphyxie. C'est dans ces conditions que je fis la ligature des artères de la langue, en présence de MM. Denonvilliers et Ricord. L'opération fut facile et le résultat très-satisfaisant : car la malade vit encore. La tumeur a diminué de volume et puis est restée stationnaire ; la malade boit, mange, respire facilement ; les ganglions sous-maxillaires et carotidiens sont grossis, mais aucun ne s'est ulcéré ; bien plus l'ulcération qui existait au sommet de la tumeur s'est cicatrisée.

Obs. IX.—Ma 3me ligature a été faite, le 12 janvier, sur un malade que M. Ricord m'avait fait l'honneur de m'adresser. Comme les autres, il avait un cancer de la langue ; une ulcération profonde avait déjà donné lieu à plusieurs hémorrhagies ; les ganglions cervicaux étaient pris également. Le malade déjà affaibli fut opéré avec l'assistance de MM. Ricord et Denonvilliers. Dans ce cas, ces deux habiles chirurgiens ont pu constater, au bout de 24 heures, un affaissement notable de la tumeur linguale. Malheureusement mon malade a survécu peu de temps à mon opération : une double pneumonie l'a enlevé avant la chute des deux ligatures.

Obs. X. — Dans la soirée du 1er janvier 1869, M. Christophe Heath lia la linguale du côté gauche sur un malade de *University College hospital*, ayant une hémorrhagie causée par une tumeur cancéreuse qui occupait toute la moitié gauche de la langue. Cette hémorrhagie avait résisté à tous les moyens que l'on met en usage en pareille circonstance. La ligature fut appliquée dans le triangle digastrique après section des fibres de l'hyoglosse et sans aucune difficulté. L'hémorrhagie s'arrêta et ne reparut plus ; le volume de la production morbide diminua considérablement après l'opération.

Voici deux autres observations qui nous ont été communiquées par M. Marchand, ancien interne des hôpitaux :

Obs. XI. — Avette, tonnelier, 61 ans, entre le 19 janvier 1868, salle Saint-Louis, n° 39, service de M. le professeur Broca.

Ce malade a contracté la syphilis dans sa jeunesse. A cette époque, il a suivi un traitement et n'a éprouvé depuis lors aucun symptôme qu'on puisse rattacher à cette affection. Il a perdu son père à la suite d'un accident ; sa mère est morte à soixante-douze ans d'une maladie sur laquelle il ne peut donner de renseignements. Sa santé, à part une ancienne affection pulmonaire qui se traduit par des accès de dyspnée semblables à l'asthme et détermine habituellement une sécrétion bronchique muco-purulente assez abondante, a toujours été bonne, et n'a été troublée par aucune maladie grave. Ce malade ne fait pas remonter à plus de trois mois l'affection dont il est atteint. D'après lui, la tumeur de la langue et la grosseur qu'il porte à la région sus-hyoïdienne auraient débuté presque simultanément.

Au moment de son entrée, il présente une induration de toute la moitié gauche de la langue s'arrêtant assez exactement au niveau du sillon médian antéro-postérieur de cet organe. Cette partie forme saillie longitudinale, du volume d'une moitié d'œuf de pigeon, au niveau du point le plus saillant. La langue immobilisée par la tumeur ne peut plus sortir de la bouche ; la parole et la déglutition sont excessivement gênées. La face inférieure de l'organe présente une ulcération longitudinale peu étendue et peu profonde se prolongeant sur le plancher de la bouche.

A la région sus-hyoïdienne, du côté malade, il existe une tumeur du volume d'un petit œuf de poule, adhérente au maxillaire, sur le bord inférieur, et à la face externe duquel elle déborde légèrement. Elle occupe toute l'épaisseur des tissus de la région. Le doigt la rencontre parfaitement dans le sillon sous-lingual où elle proémine un peu. Elle est bien limitée au côté qui correspond à la moitié malade de la langue et s'arrête exactement sur la ligne médiane.

De plus, elle est divisée en deux bosselures ayant à peu près le même volume. Sa consistance est partout dure et tout à fait squirrheuse, sauf vers la partie inférieure où il existe une bosselure de petit volume qui donne la sensation d'un liquide ou d'un tissu complètement ramolli. La peau est partout libre, mobile et parfaitement intacte.

Les ganglions sous-mastoïdiens du même côté sont indurés et forment une petite tumeur distincte de celle qui occupe la région sus-hyoïdienne et que nous venons de décrire.

L'ulcération de la face inférieure de la langue remonterait à quinze jours environ. Depuis ce temps, le malade a craché du sang à différentes reprises, sans avoir cependant de véritable hémorrhagie. Sa constitution ne semble pas avoir beaucoup souffert de cette grave affection ; il n'a pas maigri et a conservé son appétit qu'il satisfait difficilement à cause de l'état de sa bouche ; il ne se plaint d'aucun trouble des fonctions digestives.

8 février. Pas de changements bien appréciables dans l'état du malade. L'ulcération a cependant pris un peu d'étendue. La mastication et la déglutition sont devenues plus difficiles qu'à l'époque de son entrée dans le service. La tumeur sus-hyoïdienne n'a pas changé de volume.

En examinant les parties malades, on découvre sur la gencive du maxillaire supérieur, du côté opposé au siége du mal, au niveau de la canine et de la première petite molaire, un kyste peu saillant, rempli de liquide, du volume d'une noisette, recouvert par la muqueuse gingivale un peu amincie et qui laisse voir par transparence la teinte grisâtre du liquide qu'il contient. Cette affection dont le malade ignore l'existence ne présente du reste aucun rapport avec la maladie principale.

Le 17. L'état du malade est le même ; mais il est survenu un crachement de sang assez abondant fourni par l'ulcération sous-linguale.

Le 18. Hémorrhagie abondante. Le malade a perdu 200 grammes environ de sang pur.

Le 19. M. Broca, pour empêcher le retour de ces hémorrhagies, plutôt que dans l'espoir de modifier profondément l'état local, se décide à pratiquer la ligature de la carotide externe.

Pendant l'opération, une anomalie anatomique contraignit le professeur à faire porter la ligature sur la carotide primitive. Une veine d'un volume considérable, représentant vraisemblablement les troncs réunis des veines linguale et faciale, marchait parallèlement à la carotide externe, qu'elle recouvrait complètement. A chaque expiration, ce vaisseau volumineux devenait turgide et présentait un volume considérable ; ses parois au contraire s'accolaient pendant l'inspiration.

En raison de cette circonstance, pour ménager ce vaisseau veineux important qui empêchait de découvrir la carotide externe, avant la naissance de ses premières collatérales, le fil fut passé sous la carotide primitive. Le malade n'avait pas été soumis au chloroforme à cause de son ancienne affection pulmonaire. Aucun phénomène immédiat ne se manifesta au moment de la ligature. La douleur seule, déterminée par la constriction du fil, suspendit une réponse que faisait le malade à ce moment, et qu'il reprit aussitôt qu'elle eut cessé. Le soir, aucun phénomène réactionnel. Le malade a été tranquille, répond très-bien, a mangé un potage avec plaisir. Il se plaint seulement d'une douleur fixe qu'il prétend siéger vers les parties profondes de l'oreille du côté de la ligature.

Le 20. État général excellent; apyrexie complète; appétit conservé; aucun trouble du côté des fonctions cérébrales, ni du côté des fonctions sensorielles. Il existe entre les deux côtés de la face une différence de température très-appréciable à la main et que M. Broca évalue à 3 ou 4 degrés.

Le 22. La tumeur linguale semble avoir diminué de volume; elle a perdu manifestement de sa dureté. La tumeur sus-hyoïdienne ne présente aucune modification bien sensible.

Le 24. La plaie cervicale marche régulièrement. L'état général est moins bon que les jours précédents. Il y a eu un léger mouvement fébrile, hier soir. La température est prise comparativement des deux côtés de la face; le thermomètre marqué du côté sain, après un quart d'heure d'application, 36°; du côté lié, après le même temps, 33°, 2 seulement. La température axillaire est de 38°, 6.

Le 26. Pas de fièvre. La suppuration de la plaie cervicale est plus abondante. L'appétit est bon, les selles régulières. Le malade n'a plus eu de crachats sanglants depuis la ligature. L'état local s'est amélioré; la langue qui avant était fixée au plancher de la bouche est beaucoup plus libre; le malade la sort incomplètement, il est vrai, mais peut cependant l'amener jusqu'au niveau de la lèvre inférieure.

Le 28. Depuis deux jours, d'après ses voisins, le malade aurait du délire la nuit; il divague et semble rêver tout haut. Hier et aujourd'hui, l'exacerbation fébrile du soir a reparu. Le matin, le malade est sans fièvre et répond très-bien aux questions qu'on lui adresse. L'appétit est diminué.

Mauvoisin. 4

2 mars. L'état général s'est aggravé. Le malade est presque continuellement plongé dans un état de demi-somnolence dont on le tire cependant assez facilement. Le soir, il offre un état de subdélire très-marqué. Pendant le sommeil, nous avons remarqué que ses joues étaient repoussées, à chaque expiration, par la colonne d'air. Le phénomène est peut-être un peu plus marqué du côté de la ligature. L'occlusion de l'œil par la paupière supérieure est complète du côté sain, tandis que du côté malade, le voile palpébral ne recouvre pas le globe oculaire à la partie inférieure. Il n'existe cependant pas une hémiplégie véritable. Le malade a conservé une force égale des deux côtés.

Le 3. Même état. La ligature n'est pas tombée. L'appétit est perdu complètement. L'état fébrile est de plus en plus marqué et persiste dans la journée, tandis que précédemment il y avait une véritable rémission diurne. La température, prise à la face du côté sain, est de 37°,8 ; du côté malade, de 36°,2. Dans l'aisselle, le thermomètre dounait à cinq heures du soir 40°,2.

Le 5. Subdélire continuel. En attirant l'attention du malade, on en obtient cependant des réponses précises qui contrastent avec l'état d'affaissement cérébral dans lequel il est plongé.

Le 6. Même état. Température moins élevée qu'hier. Température axillaire 39°,6. La suppuration de la plaie cervicale n'est ni plus ni moins abondante que de coutume.

Le 7. Mort dans un accès de suffocation subite. Pendant tout le temps de son séjour, le malade avait souffert de son ancienne affection catarrhale à laquelle il faisait peu attention. L'expectoration n'était pas plus abondante que d'habitude.

AUTOPSIE. — *Cavité crânienne.* La dure-mère, qui recouvre la convexité des hémisphères, est doublée à sa face interne d'une pseudo-membrane mince, assez peu adhérente, très-vasculaire. Cette production qui adhère à la face interne de la fibreuse cérébrale offre une cohérence assez grande pour pouvoir être détachée en lambeaux assez considérables. Elle est bornée à la dure-mère qui tapisse la voûte du crâne. La dure-mère a conservé son poli et sa coloration habituelle à la base. La pie-mère est infiltrée de sérosité, mais ne présente aucune altération appréciable ; son adhérence au cerveau est normale ; elle peut en être partout détachée avec facilité et sans entraîner avec elle aucune parcelle de substance cérébrale.

Le cerveau a une consistance normale et ne présente nulle part aucune lésion appréciable, quelque soin qu'on apporte à cette recherche. La substance de l'hémisphère du côté où a été pratiquée la ligature, offre une coloration absolument normale. Cet hémisphère présente le même volume que celui du côté opposé; son poids comparé à celui de ce dernier, offre même une légère différence en sa faveur.

Langue et région sus-hyoïdienne. — Le tissu de la langue est dur et présente à la coupe une coloration blanchâtre, sur laquelle tranche, par endroits, la couleur des fibres, restées saines. La lésion ne dépasse pas la ligne médiane. Par le raclage des coupes faites au niveau du tissu envahi, on obtient un suc qui renferme une quantité très-notable de grandes cellules rondes avec un noyau, sans nucléole apparent, qui présentent une grande analogie avec celles que fournit si abondamment le suc cancéreux. M. Broca regarde ces éléments comme des cellules épithéliales nouvellement produites et dont le développement n'a pas encore atteint ses limites.

L'ulcération sous-linguale s'est agrandie dans les derniers jours de l'existence du malade. Elle occupe une bonne partie de la face inférieure libre de la langue et du plancher de la bouche. Elle est recouverte de lambeaux grisâtres et sphacélés de la production morbide et qui répandent une odeur infecte.

L'examen de la région sous-hyoïdienne montre que la tumeur de cette région est due à la dégénérescence épithéliale des ganglions sous-maxillaires. Il est facile, bien qu'elle soit entourée de toutes parts par les ganglions envahis, de reconnaître le tissu de la glande sous-maxillaire. A la partie inférieure de la tumeur ganglionnaire et aux environs de l'os hyoïde, se trouve la tumeur fluctuante reconnue pendant la vie du malade. Elle est constituée par une sorte de kyste du volume d'une noix, s'étendant vers la profondeur de la région et qui est rempli d'un liquide blanchâtre qui semble n'être autre chose qu'une émulsion véritable de tissu cancéreux désagrégé. La ligature a été jetée sur la carotide primitive à 4 millimètres de sa bifurcation. L'artère est complètement sectionnée par le fil: ses deux bouts rétractés sont distants de près de 2 centimètres. La ligature est encore attenante à l'extrémité inférieure du bout supérieur. La section de l'artère est nette; son calibre n'a subi aucun retrait appréciable. Le bout inférieur contient un caillot peu solide, adhérent aux parois artérielles et qui finit en pointe à 6 centimètres environ de l'extrémité divisée. La carotide externe est également oblitérée par un caillot rouge, solide, adhérent, assez résistant mais remarquablement petit. La carotide interne ne présente pas de caillot bien distinct; sa paroi interne est cependant tapissée par une bouillie couleur chocolat, constituée par du sang altéré. La partie liquide de cette bouillie qui forme une couche très-peu épaisse le long des parois de l'artère, a imbibé le tissu de cette dernière et notamment sa membrane interne qui offre une teinte rougeâtre foncée.

La tumeur qui pendant la vie était sentie le long du sterno-mastoïdien est constituée par des ganglions qui entourent la jugulaire interne dans une longueur de 4 à 5 centimètres, particulièrement la face externe et antérieure de ce vaisseau. Les ganglions formant cette tumeur ont subi la dégénérescence cancéreuse; leur tissu est déjà ramolli par endroit; le suc recueilli sur leur coupe présente au microscope un nombre considérable d'éléments entièrement semblables à ceux recueillis sur la surface de section de la langue. A la jonction du tiers inférieur avec les deux tiers supérieurs de la jugulaire, un ganglion dégénéré, immédiatement accolé à ce vaisseau, a usé, perforé ses parois et forme à travers cette perforation ovalaire, à grand axe parallèle à celui du vaisseau et mesurant environ 8 millimètres, une saillie lisse, unie, bien entière, dont aucune parcelle ne semble avoir été détachée. Aucune concrétion fibrineuse ne le recouvre; le vaisseau est partout très-perméable et ne semble présenter, nulle part, aucune altération de sa membrane interne, bien que son calibre soit notablement diminué par la compression que lui a fait subir la tumeur.

Les poumons sont volumineux, noirâtres, indurés, évidemment altérés par une pneumonie interstitielle de date fort ancienne. Le poumon droit est entièrement transformé en une masse dure, noirâtre, de consistance fibreuse, tandis que dans le poumon gauche, l'altération est moins avancée et se trouve disséminée en îlots du volume d'une aveline à celui d'une pomme, au milieu du tissu sain.

L'intérieur de la cavité abdominale et les viscères de cette cavité semblent être extérieurement dans un état d'intégrité parfaite. A l'ouverture de l'estomac, on trouve au niveau de la grande courbure et au voisinage de sa portion pylorique, une tumeur ovalaire, mesurant environ 4 centimètres de long sur 3 centimètres de large, et faisant une saillie à la face interne de la muqueuse. Cette production offre une coloration blanchâtre assez analogue à celle de la muqueuse stomacale; elle a tous les caractères macroscopiques du tissu encéphaloïde légèrement ramolli. Le suc obtenu par le raclage des coupes pratiquées sur cette tumeur présente en abondance de grandes cellules cylindriques pourvues d'un noyau volumineux. Cette production a envahi la totalité de la muqueuse qui n'existe plus à ce niveau, mais ne s'est pas étendue jusqu'à la tunique musculaire qui est intacte et possède son épaisseur normale. Le péritoine qui est sain partout, ne présente rien à cet endroit qui puisse faire soupçonner la lésion interne.

Le foie, les reins, examinés avec soin, soumis à des coupes multiples, ne présentent aucun noyau néoplasique ; leur volume et leur consistance n'offrent rien de spécial à noter.

Obs. XII. — Bocquet (Pierre-Philippe), âgé de 51 ans, marchand de vins, a toujours joui d'une excellente santé. L'affection dont il est atteint a débuté par une dureté située au côté droit de la langue et s'est développée, prétend-il, sous l'influence de l'irritation déterminée par la présence de chicots qu'il porte aux deux maxillaires de ce côté. Cette dureté qui primitivement occupait la base de la langue, augmenta progressivement et envahit peu à peu les tissus vers la pointe de l'organe ; elle finit en dernier lieu par occuper sa totalité. Il y a trois mois, une ulcération qui depuis lors n'a cessé d'augmenter, se produisit du côté droit. Depuis ce temps, la langue présente une perte de substance qui comprend à peu près toute la moitié antérieure de sa partie droite. Elle est entièrement indurée et semble atrophiée ; elle est comme fixée au plancher de la bouche, et le malade ne peut la sortir de cette cavité, bien qu'il puisse cependant lui imprimer quelques mouvements fort restreints. L'ulcération, qui, comme nous venons de le dire, a emporté toute la moitié antérieure du côté droit, ne dépasse pas la ligne médiane ; la moitié gauche n'a subi aucune perte de substance.

La région sus-hyoïdienne, du côté droit, est le siége d'une induration qui occupe toute l'épaisseur du plancher de la bouche. Cette induration dépasse un peu la ligne médiane et envoie un prolongement assez considérable du côté opposé. Le malade n'a pas eu d'hémorrhagies.

La mastication et la déglutition sont gênées et des douleurs parfois fort intenses se font sentir dans les parties malades.

En présence de lésions aussi graves et qui ne permettaient pas d'entreprendre l'extirpation du mal, M. Broca crut devoir offrir au malade les seules chances d'amélioration qui restaient, et la ligature des deux carotides externes fut résolue et pratiquée le 22 mars 1869.

L'opération ne présenta rien de particulier. Le malade fut difficilement maintenu dans le sommeil anesthésique ; on dut lui faire absorber des quantités considérables de chloroforme. Après la ligature, la face devint très-pâle et se refroidit rapidement, d'une manière sensible à la main. Dès le soir, la face se réchauffa un peu ; le malade se plaignit d'un mal de tête assez violent. La sécrétion salivaire ne fut nullement influencée par l'opération.

Le lendemain, le malade montre son crachoir rempli de salive qui avait été expuée pendant la nuit. Il souffre toujours de la tête ; la face est chaude. Les battements de la temporale ne sont pas perceptibles. Du côté gauche, la portion de la langue qui était intacte, présente une coloration bleuâtre qui semble indiquer un commencement de sphacèle. Le malade souffre beaucoup de la bouche ; la déglutition est extrêmement gênée.

24 mars. La nuit a été assez bonne ; l'haleine est très-fétide ; l'état local est le même qu'hier. Le malade tousse un peu, ce qui semble tenir aux doses considérables de chloroforme qu'on a dû lui administrer.

Le 28. L'état local s'est peu modifié. La langue est recouverte d'un mucus épais, assez adhérent, d'une odeur fétide, gangréneuse, que le malade rejette parfois avec difficulté. La toux a augmenté ; il y a un râle trachéal assez marqué qui explique le caractère humide de la toux. L'expectoration est peu abondante et très-visqueuse.

4 avril. Les apparences de sphacèle de la langue ont disparu ; cependant il n'y a pas d'amélioration bien sensible dans l'état des parties malades. La langue est toujours très-dure ; la consistance de la tumeur sus-hyoïdienne n'est nullement modifiée, mais elle est plus douloureuse depuis quelques jours ; le malade se plaint beaucoup chaque fois que l'on cherche par de douces pressions à s'assurer de l'état de ces parties.

L'état général est assez bon ; le malade n'a pas eu de fièvre depuis le 24 mars ; il prend avec appétit les aliments liquides dont il peut faire usage.

Les symptômes bronchitiques ont disparu. Les plaies cervicales sont très-belles ; les fils ne sont pas encore tombés. Il n'y a pas de modification sensible dans l'ulcération de la langue.

Le 6. Chute de la ligature du côté droit. La langue est très-douloureuse ; elle est recouverte d'un enduit blanchâtre constitué par du mucus ; les parties superficielles de l'organe sont escharifiées. Le malade recommence à tousser un peu. Le thorax est partout sonore, mais l'auscultation révèle la présence de râles muqueux dans toute l'étendue du côté droit de la poitrine.

Le 8. Le malade s'est plaint le jour même de la ligature d'une douleur persistante dans l'oreille droite. Cette douleur avait disparu ou n'était pas assez intense pour que le malade s'en plaignît. Depuis deux ou trois jours, elle a considérablement augmenté et elle siége principalement dans le pavillon de l'oreille droite. Cet organe est du reste coloré et présente une différence de température notable avec celle du côté opposé.

Le moignon de la langue est toujours recouvert de ces mucosités adhérentes que le malade rejette en partie, mais qui se renouvellent sans cesse. Le plancher de la bouche est aussi dur qu'avant l'opération.

Le 10. Le malade tousse davantage. Il expectore des mucosités purulentes, mélangées avec les pellicules blanchâtres qui recouvrent sa langue.

Le 12. Même état. Le malade souffre davantage de la langue. Le soir, mouvement fébrile très-marqué.

Le 14. Depuis trois jours, le malade est pris de fièvre tous les soirs ; le matin, il y a rémission complète. L'état fébrile n'est pas précédé de frisson. Le fil de la plaie droite a été retiré depuis quatre jours, mais il était certainement détaché depuis plus longtemps.

L'enduit blanchâtre qui recouvrait la langue a pris une teinte chocolat. L'haleine du malade est extrêmement fétide, malgré l'usage de gargarismes désinfectants. L'expectoration bronchique qui est assez abondante possède la fétidité de l'haleine et présente la couleur de l'enduit de la langue. L'auscultation ne décèle autre chose que la présence de nombreux râles muqueux des deux côtés et à la base des poumons. Le malade semble s'affaiblir beaucoup ; sa parole est devenue très-difficile par suite de l'état de sa langue.

Le 15. Aucune amélioration. Mouvement fébrile continu.

Le 18. Mort du malade qui n'a présenté d'autres phénomènes que ceux décrits précédemment.

L'autopsie n'a pu être pratiquée.

Après avoir exposé dans tous leurs détails les observations que nous avons trouvées sur le sujet qui nous occupe, voyons les conclusions que nous pouvons tirer de leur étude comparative.

Quels sont les phénomènes qu'ont offerts les tumeurs de la langue après l'oblitération des vaisseaux qui les alimentent ?

Nous devrions à la rigueur établir deux catégories de faits : ceux dans lesquels les auteurs ont pratiqué la ligature d'une ou des deux linguales, et ceux dans lesquels ils ont placé la ligature sur la carotide externe, soit qu'ils voulussent priver plus complètement les parties de tout afflux sanguin, soit que l'état même du mal ne leur laissât que cette ressource.

Disons immédiatement que M. Broca a seul eu recours à ce dernier procédé chez deux malades dont la région sus-hyoïdienne était complètement envahie par le cancer et ne permettait pas d'autre opération. Dans le premier cas, la ligature fut pratiquée sur la carotide primitive d'un seul côté. Heath également ne fit la ligature de la linguale que d'un côté. Mais nous avons précédemment établi que les anostomoses des deux linguales étaient fort rares et qu'il suffisait d'interrompre la circulation dans l'une d'elles pour que pendant un temps assez long tout au moins, les parties qui correspondent à sa distribution fussent privées du fluide nourricier. Ainsi, lorsque la langue n'est affectée que d'un côté, que le mal ne dépasse pas la ligne médiane, il suffit pour déterminer des effets très-appréciables de lier le vaisseau qui correspond au côté malade. C'est ce que firent Mirault, qui lia la linguale droite parce qu'il n'avait pu atteindre la gauche ; Heath, dans le seul but d'arrêter une hémorrhagie ; M. Broca, à cause de l'impossibilité de lier la carotide externe. Dans le dernier cas, cet habile chirurgien dut recourir, comme la première fois, à la ligature des carotides externes ; deux motifs l'engagèrent à entreprendre cette opération : d'abord l'envahissement du plancher sous-hyoïdien par le cancer ne lui permettait pas de découvrir la linguale à ce niveau ; ensuite l'oblitération des carotides externes devait supprimer plus complètement l'abord du sang dans les parties malades.

Dans l'observation de Mirault, la simple ligature de la linguale droite fit subir des modifications très-heureuses à la tumeur et particulièrement à la portion ulcérée. Les végétations fongueuses qui s'élevaient de l'ulcère cessèrent d'abord d'augmenter de volume, puis elles diminuèrent, se ramollirent et finalement tombèrent en détritus. La malade en détachait elle-même des fragments volumineux sans paraître en souffrir. De végétante qu'elle était, l'ulcération se creusa, devint anfractueuse et profonde de huit lignes. Ce résultat est fort remarquable, et dans aucune autre observation, les suites de la ligature d'une linguale ne sont aussi marquées. Il faut avouer cependant que ces modifications heureuses cessèrent bientôt. Une hémorrhagie se déclara par la plaie même de la langue, quinze jours après la ligature. La circulation, suffisamment diminuée dans les premiers jours, se rétablit trop promptement. Le mal, il est vrai, n'était point limité à un seul côté de la langue ; il occupait la partie moyenne de l'organe.

Mirault pratiqua la ligature en masse du côté où avait manqué la ligature artérielle. Une guérison fort remarquable et tout à fait inespérée couronna ses effors. Elle n'avait été ni prévue ni attendue puisque l'auteur voulait amener la chute de la langue. Comme nous l'avons déjà dit, nous ne pouvons assimiler complètement ce fait aux cas où une simple ligature vasculaire fut pratiquée.

Dans le cas de Roux que rapporte M. Broca, la tumeur suivit pendant quelques jours une marche rétrograde, mais peu après cette amélioration apparente, elle progressa de nouveau, et le malade mourut rapidement. Ici encore, la ligature fit d'abord concevoir des espérances qui ne devaient pas se réaliser. Il est à remarquer que le malade succomba aux progrès du mal et non à une affection intercurrente.

Il est fâcheux que nous ne possédions pas plus de détails sur le fait de Charles Moore, qui fit précéder la ligature de l'artère linguale de la section du nerf. Nous ne savons que vaguement ce qui survint après cette remarquable opération. L'état local s'améliora d'une façon sensible, les symptômes locaux et fonctionnels s'amendèrent ; mais plus tard, il y eut recrudescence. Il est difficile, avec ces détails si peu circonstanciés, de savoir ce qui se passa et surtout dans quelles conditions fut entreprise l'opération. Dans tous les cas, il ne semble pas douteux que cette amélioration n'ait été véritable et n'ait persisté assez longtemps.

Dans la première observation de M. Demarquay : cancer volumineux, saignant au moindre contact, occupant toute la base de la langue, ganglions cervicaux atteints, il y eut un affaissement considérable de la tumeur. Après cette amélioration toute physique, le malade put reprendre des aliments et se crut complètement guéri. Les progrès du mal finirent cependant par l'emporter.

La seconde observation du même auteur est très-remarquable. La tumeur volumineuse qui occupait la base de la langue était ulcérée ; les ganglions du cou étaient pris Après les ligatures, elle diminua de volume ; les ganglions restèrent stationnaires ; l'ulcération même se cicatrisa et la malade survécut longtemps au grave état qui avait nécessité l'opération, puisqu'elle était encore en vie trois ans après.

Un affaissement notable de la tumeur suivit encore la ligature dans la troisième observation de M. Demarquay. Nous ne pouvons savoir ce qui serait advenu plus tard, puisque le malade succomba rapidement à une affection intercurrente avant même la chute des fils de la ligature.

Heath pratiqua la ligature d'un seul côté pour une tumeur ulcérée qui avait donné lieu à des hémorrhagies dont l'abondance menaçait les jours du malade. L'écoulement sanguin ne se reproduisit plus, et la production morbide diminua beaucoup de volume.

Dans la première observation qui nous a été communiquée par M. Marchand, la ligature fut portée sur la carotide primitive, à cause d'une anomalie anatomique. Le cancer occupait surtout la moitié gauche de la langue. Le plancher de la bouche de ce côté était envahi et transformé en une tumeur dure et volumineuse ; les ganglions sous-mastoïdiens étaient également pris. Ce fut encore une hémorrhagie qui décida le professeur à intervenir. Ce cas est fort complexe. Outre une pachyméningite étendue à toute la dure-mère de la voûte, le malade était affecté d'un épithéliome de la muqueuse stomacale qui pendant la vie ne s'était traduit par aucun symptôme fonctionnel. Malgré ces graves complications de l'état principal, on put s'assurer que la ligature artérielle avait amené des modifications considérables dans les parties atteintes. La langue avait perdu de sa dureté ; les tissus qui la maintenaient fixée au plancher de la bouche étaient plus flexibles, de telle sorte que le malade, au bout de peu de temps, pouvait lui imprimer des mouvements assez étendus. Cette amélioration de l'état local permit aux fonctions de la mastication et de la déglutition de s'accomplir plus librement. L'hémorrhagie ne se reproduisit plus, et le malade ne succomba qu'aux progrès nécessaires des nombreuses affections dont il était atteint.

Dans la seconde observation, des modifications plus profondes se montrèrent dans le tissu pathologique. Un sphacèle, qui resta limité aux parties les plus superficielles de la langue, se manifesta rapidement. Mais aucun résultat heureux ne fut obtenu. Le malade mourut de l'affection pulmonaire qui s'était développée après l'opération et probablement aussi des phénomènes septicémiques qu'avait engendrés le sphacèle.

Nous pouvons conclure de tous ces faits, dont nous venons de résumer les traits principaux, que les ligatures artérielles, d'une façon générale, modifient avantageusement les cancers de la langue qui semblent arrivés à leur période ultime. Dans presque tous les cas, on a observé une diminution très-notable du volume de la tumeur ; les tissus ont repris beaucoup de leur flexibilité, et la gêne mécanique que ces parties indurées et immobiles apportaient à la mastication et à la déglutition a été très-améliorée.

Lorsque les ligatures ont été pratiquées pour des hémorrhagies, ces dernières ont été suspendues et même n'ont plus reparu.

Plusieurs fois, de véritables processus gangréneux se sont montrés. Dans un cas, ce fut une sorte de destruction moléculaire qui réprima des végétations fongueuses

s'élevant d'une ulcération et ayant atteint des proportions considérables. Chez le malade de notre dernière
observation, la production morbide éprouva un sphacèle
de ses couches superficielles. Mais il est essentiel de remarquer que dans ce cas, les deux carotides externes
avaient été liées, et que nécessairement il avait dû en
résulter une perturbation bien plus grande dans la nutrition de la tumeur que celle qui aurait suivi la ligature
des deux linguales. La production appartenait du reste
à cette catégorie de cancers durs qui, d'habitude, sont
peu vasculaires.

Les ulcérations ont aussi éprouvé des modifications
importantes, puisque dans un cas, l'une d'elles se cicatrisa complètement et d'une manière durable.

Les ligatures des artères de la langue ont donc déterminé dans les faits que nous venons d'étudier :

1° L'affaissement de la tumeur et une certaine détente
des tissus qui a permis à diverses fonctions importantes
de se rétablir ou de s'exécuter plus facilement.

2° Elles ont suspendu d'une façon certaine et durable
des hémorrhagies graves, causes de mort si fréquentes
pendant l'évolution des divers néoplasmes de cette région.

3° La marche des tumeurs a paru enrayée ; le mal a
même rétrogradé, et, dans tous les cas, n'a plus procédé
avec la même rapidité.

4° Sous l'influence de ces modifications heureuses, les
malades ont pu renaître à l'espérance, cesser de souffrir, reprendre des aliments, par suite des forces, et
prolonger ainsi leur existence.

5° Il n'est pas encore démontré que de simples ligatures vasculaires, dans la région qui nous occupe et pour des néoplasmes de mauvaise nature bien constatés, aient amené d'autres résultats que ceux que nous venons d'indiquer. Dans aucun cas, elles n'ont produit de guérison définitive. Ce traitement ne doit donc être considéré que comme un simple palliatif propre à enrayer divers accidents, diverses complications qui menacent plus ou moins prochainement la vie des individus.

Ce que nous venons de dire nous permettra de passer brièvement en revue les indications qui réclament ou justifient l'emploi des ligatures artérielles.

Nous pensons que, si le mal n'est pas très-avancé, s'il peut être facilement limité, si on peut avoir la certitude de l'enlever en entier, de pouvoir même dépasser ses limites, c'est à l'extirpation qu'on devra recourir.

Nous connaissons les objections que peuvent soulever les diverses opérations entreprises dans le but de délivrer les malades de tumeurs épithéliales et cancéreuses. Plusieurs chirurgiens, et des plus consciencieux, ont même prétendu que loin d'acheter la guérison au prix des souffrances d'une opération, les malades n'y gagnaient le plus souvent qu'une récidive entraînant la mort avec une plus grande rapidité que si l'on s'était borné à l'expectation simple. Quelques faits malheureux semblent jusqu'à un certain point légitimer de semblables appréhensions. Mais, dans des cas nombreux, des cliniciens du plus grand mérite ont vu survivre pendant de longues années des malades qui avaient subi l'extirpation de tumeurs qui par leurs caractères cliniques et leur structure histologique devaient être rangées dans la classe des cancers. Pour n'en citer qu'un seul,

M. Labbé a rapporté que M. Nélaton avait extirpé chez une femme, il y a 14 ans, une tumeur du sein qui offrait tous les caractères du plus mauvais tissu cancéreux. L'examen histologique fait par un habile micrographe avait confirmé ces prévisions. Cette malade jouit encore aujourd'hui de la santé la plus florissante et ne présente pas trace de récidive.

Au temps où régnait en maîtresse, au sujet des généralisations cancéreuses, la doctrine de la métastase, le principe de non-intervention pouvait être admis. Mais aujourd'hui, l'anatomie pathologique, aidée des puissants moyens dont elle dispose, a pu saisir sur le fait le mode de production de cette infection redoutable. Nous pensons que ces données, jointes à l'observation des faits cliniques, ne peuvent plus permettre la temporisation. Il est vraisemblablement peu de chirurgiens qui, à cette époque, se résigneraient à rester spectateurs inactifs des progrès d'un mal qui peut être entièrement extirpé. Il ne pourrait y avoir d'exception que pour les cas de tumeurs squirrheuses, très-dures, qui se montrent de préférence chez les vieillards, et dont l'évolution lente permet souvent aux malades d'atteindre les limites de l'extrême vieillesse.

Dût-on n'obtenir qu'une rémission dans la marche envahissante des tumeurs, que l'action nous semblerait encore justifiée. Elle aurait certainement pour résultat de rendre un peu de calme aux malades et de satisfaire la conscience du chirurgien qui, dans l'état actuel de nos connaissances, ne peut, trop souvent encore, juger la véritable nature d'une tumeur.

Mais si le mal a déjà étendu au loin ses ravages, si des signes d'infection ganglionnaire révèlent que le travail

néoplasique a pris un développement tel que toute intervention directe est impossible, alors encore il ne faudrait pas négliger le seul moyen qui reste à notre
disposition. Car il est dans le rôle du chirurgien de
combattre pied à pied les approches du dénouement
fatal.

C'est dans des cas de ce genre que le moyen que nous
étudions a été mis en usage. Rendre à un malheureux
qui va succomber à l'inanition, la faculté de prendre des
aliments, calmer ses souffrances, lui permettre de lutter
quelque temps, avec les forces dont il peut disposer,
contre la destruction inévitable, c'est faire acte de saine
pratique chirurgicale.

Nous pensons, en conséquence, que la ligature des
artères afférentes de la langue devra être réservée :

1° Aux cas où l'état avancé du mal ne peut autoriser
une intervention plus active ;

2° Aux cas qui se compliquent d'hémorrhagies graves
ou d'accidents tels que la difficulté extrême de la déglutition, les menaces d'asphyxie déterminées par le développement excessif de la production pathologique.

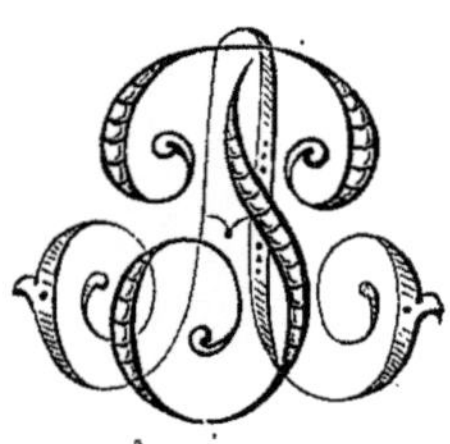

Paris. Typ. A. Parent, rue Monsieur-le-Prince, 31